30 gute Gründe ein Kopftuch zu tragen
Die Vorteile liegen auf der Hand

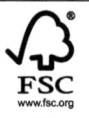

Mutter Hautberg

30 gute Gründe ein Kopftuch zu tragen

Die Vorteile liegen auf der Hand

Bibliografische Information der Deutschen Nationalbibliothek
Die Deutsche Nationalbibliothek verzeichnet diese Publikation in der Deutschen Nationalbibliografie; detaillierte bibliografische Daten sind im Internet über http://dnb.d-nb.de abrufbar.

ISBN: 978-3-7693-0285-1

15,99 Euro

Kopftücher sind mehr als nur ein Stück Stoff – sie erzählen Geschichten, bewahren Traditionen und bieten zahlreiche praktische Vorteile. In einer Welt, in der Mode, Kultur und Funktionalität oft aufeinanderprallen, setzt sich dieses Buch bewusst mit den vielen positiven Aspekten des Kopftuchtragens auseinander. Die Autorin **Mutter Hautberg**, eine Frau mit tiefem Verständnis für Traditionen und die Bedeutung des Wandels, beleuchtet in **„30 gute Gründe ein Kopftuch zu tragen"** die vielfältigen Möglichkeiten und Vorteile dieses Kleidungsstücks.

Die Entscheidung, ein Kopftuch zu tragen, ist nicht nur eine Frage des persönlichen Stils, sondern auch ein Akt des bewussten Entgegengehens gegenüber neuen und alten Kulturen. Seit 2015 haben viele Menschen aus unterschiedlichen Ländern und Traditionen ihren Weg nach Deutschland gefunden und tragen zu einer bunten Vielfalt bei. Das Kopftuch verbindet hierbei oft Praktikabilität mit kultureller Identität und persönlichen Werten.

Dieses Buch ist eine Einladung, sich dem Kopftuch nicht nur als Modeaccessoire, sondern als Ausdruck der eigenen Überzeugungen und Möglichkeiten zu nähern. **Mutter Hautberg** öffnet den Blick auf die unzähligen Facetten des Kopftuchtragens – von ganz pragmatischen Gründen bis hin zu den symbolischen Bedeutungen, die es weltweit hat.

Lassen Sie sich von den 30 Gründen inspirieren, warum das Kopftuch weit mehr ist, als man auf den ersten Blick vermutet. Die Vorteile liegen, wie **Mutter Hautberg** betont, auf der Hand.

Ihre Mutter Hautberg

Schutz vor Übertragung von Läusen.

Wenn die eigenen Haare kein Wow entfachen, aber
man einen Kopftuchstoff, als guten Haarersatz ersieht.

Wenn man in seiner Jugend seinen Kopf mit widerlichen rechten Symbolen tätowieren ließ und die von der Gesellschaft fernhalten mag.

Weil der neue Mann es unbedingt will.

Weil man auf diese Weise immer ein Taschentuch
griffbereit hat.

Um Operationsnarben am Schädel zu kaschieren.

In FKK-Bereichen, wenn man sich zu nackt fühlt.
Kopftuch lässt man meist trotzdem zu.

Drogenschmuggel. Einfach in den Stoff LSD-Plättchen einnähen.

Hat man ein Kopftuch auf, so hat man stets einen Gebetsteppich mit.

Gerade in sehr belebten und taubenreichen Innenstädten schützt man sich vor Taubenkot.

Damit Gott vom Himmel aus die Ungläubigen von den Gläubigen unterscheiden kann.

Wenn sich ein Gehirn auf diese Weise so behütet fühlt, so kann es perfekt und besser arbeiten.

Man ist windschnittiger durch so ein Kopftuch und ist automatisch schneller.

Kopftücher aus AluminiumFolie leiten Blitze ab.

Nützlich kann ein Kopftuch auch in fernen Ländern sein. Zum Beispiel vor neugierigen Urvölkern, die nie blonde Haare gesehen haben und diese gerne ausreißen wollen.

Eine echte Haarzüchterin setzt ihre Pracht nicht den Wetterwidrigkeiten aus. Logisch.

Man kann mit fettigen Haaren das Haus verlassen.

Sollte man neben Kopftuch auch ein Baby mit sich führen, so könnte man sein Tuch in eine Pfütze tränken und dem Baby einen Zipfel zum Trunke reichen. Davon ab, könnte man auch die eigene Brustmilch verwenden. Zum Beispiel, wenn man kein Bock auf das Genuckele hat.

So gibt es einen schönen Überraschungseffekt, wenn man einen Boy aus der Disco abschleppt.

Dämpfung von nervigen Geräuschen, denen man nicht in Gänze ausgesetzt werden mag.

Weil man das Gefühl liebt, wie der Regen sich langsam durch den Stoff frisst und eine kalte Hülle auf dem Kopf bildet.

Weil der Lieblingspulli keine Kapuze hat.

Mit der Farbe des Kopftuchs kann man sein tägliches Grundgefühl nach außen ragen.

Wenn man im Notfall mit seinen Schädel durch eine Sperrholzplatte oder ein Fenster will, so ist man gut gedämmt am Kopf.

Man kann Straftaten begehen und wird nicht so
schnell erkannt.

Man gefällt den Männern mit Kopftuchfetisch.

Linke Menschen sind netter zu einem.

Immer wenn man sich ein Kopftuch umbindet, so kann man herrlich seine Rolle wechseln. Man wechselt zu einer Maske und macht es sichtbar und spürbar.

Man kann sagen, es ist eine Kunstaktion und man taucht in die islamische Welt ein. Hiernach schreibt man ein Buch mit seinen Erfahrungen.

Als symbolisches Zeichen für Palästina oder irgendeinen anderen Quatsch.